AF464842

CAUSERIES POPULAIRES

SUR

L'HYGIÈNE

ET LA PHYSIOLOGIE

Par le Docteur Th. FAURÉ.

Connais-toi toi-même.

MARSEILLE
BÉRARD, LIBRAIRE-ÉDITEUR
22, Rue Noailles, 22

1867

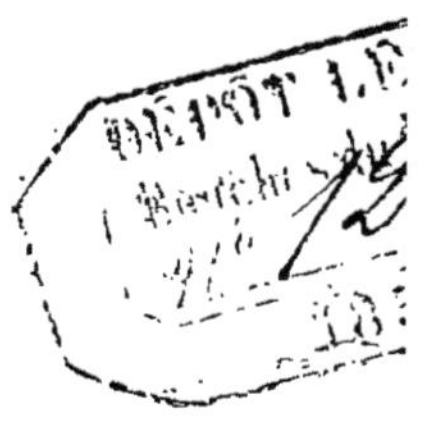

CAUSERIES POPULAIRES

SUR

L'HYGIÈNE ET LA PHYSIOLOGIE

Marseille. — Typ. et Lith. H. SEREN, quai de Rive-Neuve, 3.

CAUSERIES POPULAIRES

SUR

L'HYGIÈNE

ET LA PHYSIOLOGIE

Par le Docteur Th. FAURÉ.

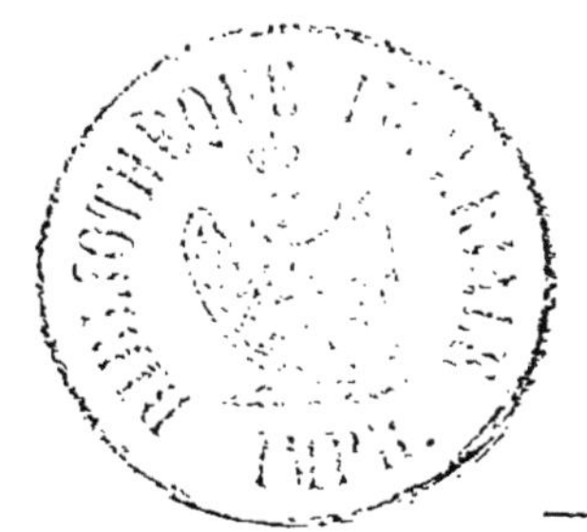

Connais-toi toi-même.

MARSEILLE
BÉRARD, LIBRAIRE-ÉDITEUR
22, Rue Noailles, 22

1867

PRÉFACE.

La plus utile de toutes les sciences, celle que tout le monde devrait connaître, est, sans contredit, celle qui a pour but de conserver la santé; cependant, cette science qu'on appelle l'hygiène est généralement mal connue.

La machine humaine dont les rouages sont si compliqués, les organes si impressionnables, la destruction si facile, a besoin d'un soin continuel, menacée qu'elle est d'un péril incessant; aussi, serait-il indispensable que l'homme connût ce qu'il lui faut faire, ce qu'il lui faut éviter pour se maintenir toujours dans les conditions les meilleures pour la conservation de la santé; malheureusement dans le plus grand nombre de cas, on ne pèche que par ignorance, et il est toujours pénible et même quelquefois impossible, à celui qui n'a pas fait d'études spéciales, d'aller chercher les notions qui lui manquent dans des ouvrages qu'on n'a pas toujours à sa disposition.

Depuis quelque temps le vent de la civilisation est à la vulgarisation de la science, depuis quelque temps de grands esprits travaillent à dissiper le nuage de l'ignorance, et à faire de l'homme un être digne de ce nom, c'est-à-dire connaissant au moins son organisation et ce qui s'y rattache de près ou de loin : brochures, articles, conférences, rien n'est épargné, et depuis M. MACÉ et son *Histoire d'une bouchée de pain*, jusqu'à Félix HÉMENT et ses *Menus Propos*, tout ce qui a une intelligence, travaille ardemment à l'œuvre de la transmutation de l'ignorant en savant.

Nous savons bien que notre personnalité est peu de chose en comparaison de ces génies qu'on appelle FIGUIER et Jules SIMON, mais ce qu'ils tentent sur une grande échelle, ce qu'ils font sur une scène plus vaste, nous le faisons dans la force de nos moyens et sur un terrain moins étendu ; quoiqu'il en soit, notre but sera atteint, notre tâche bien remplie, si nous parvenons à éclairer quelques déshérités de la fortune, à qui ont manqué les moyens de s'instruire et de développer leur intelligence. Nous dédions cet opuscule aux classes laborieuses : c'est pour elles que nous avons écrit.

Nous avons réuni en brochure quelques articles publiés sous forme de causeries dans l'*Echo de Marseille*, articles que les lecteurs de ce journal avaient accueillis avec une bienveillance dont nous leur savons gré ; nous pensons leur être utile en agissant ainsi.

Nous n'ignorons pas combien notre tâche est au-dessous de ce qu'elle devrait être, mais nous comptons sur l'indulgence de nos lecteurs, qui n'exigeront pas, nous en sommes certain, les qualités nécessaires à un ouvrage de longue haleine, et qui manquent à ces articles écrits au jour le jour, et pour ainsi dire au courant de la plume. En tous cas, notre intention est bonne, et nous serons trop heureux, si nous avons l'approbation de ceux auxquels s'adresse notre œuvre.

Dr FAURÉ.

HYGIÈNE POPULAIRE

CAUSERIES MARSEILLAISES

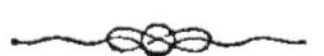

L'AIR

A coup sûr la question la plus importante pour tout être vivant est celle du milieu dans lequel il vit, de l'élément sans lequel il n'est pas de conditions d'existence ; nous voulons parler de l'air. Tous nos lecteurs connaissent sans doute quel rôle important joue l'air dans la nature organisée, nous ne pouvons nous arrêter à faire de la physiologie, nous nous bornerons à donner quelques renseignements d'utilité pratique.

L'air, comme personne ne l'ignore, est un mélange gazeux composé à peu près de 79 parties de gaz azote et de 21 parties de gaz oxygène : ce dernier gaz est seul apte à entretenir la vie et la combustion, tandis que le premier n'est en somme que pour atténuer l'action trop vive que pourrait avoir l'oxygène sur les organes respiratoires.

L'air entoure le globe et forme une couche d'environ 60 kilomètres ; la densité n'est pas la même dans toute l'étendue de cette écorce ; à mesure qu'on s'élève, l'air est moins épais , et à une certaine hauteur, il finit par devenir trop rare pour qu'on puisse vivre ; de là la difficulté de respirer sur le sommet des montagnes. La chaleur le dilate aussi et produit un effet analogue. Ainsi à 30 ou 35 degrés la respiration devient plus difficile, en ce que la masse de gaz qui pénètre dans le poumon est beaucoup moindre , quoique sous le même volume.

Outre l'oxygène et l'azote, l'air contient encore, mais en quantité variable , divers autres éléments qui peuvent influer sur la santé des êtres qui le respirent.

Au premier rang se trouvent : l'acide carbonique et la vapeur d'eau, puis à peu près toutes les substances susceptibles de se volatiliser, de même que les gaz produits par la décomposition des matières animales et végétales, tels que l'ammoniaque et les carbures d'hydrogène. L'acide carbonique est dans une proportion moyenne d'un milligramme par litre, soit 4 à 6 dix-millièmes de la composition totale : l'organisme humain ne peut en supporter une quantité plus grande sans être influencé d'une manière fâcheuse. La vapeur d'eau s'y trouve toujours, mais la quantité n'est pas constante.

Maintenant que nous connaissons la composition de l'air et quelques-unes de ses propriétés , nous allons essayer de faire connaître les causes de ces viciations de l'atmosphère qui intéressent l'hygiène à un degré si élevé. Outre la quantité variable d'acide carbonique, il existe, comme nous l'avons dit, des conditions particulières dépendant du sol ou des eaux qui contribuent à vicier l'air et à le rendre impropre et même nuisible à l'entretien de la vie.

La proximité des marais, des eaux stagnantes, doit être évitée; de ces foyers de putréfaction sortent en grande quantité, l'hydrogène carboné et l'hydrogène sulfuré. Ce dernier gaz prédomine dans l'atmosphère des ports où s'opère le mélange des eaux de la mer et des eaux douces chargées de principes organisés en putréfaction ; ces principes agissent sur les sulfates tenus en dissolution dans l'eau salée et mettent en liberté de l'hydrogène sulfuré libre, qui se mêle à l'air au grand détriment de la santé publique ; on reconnaît la présence du gaz à l'odeur d'œufs pourris qu'il exhale, et les quais de notre port sont renommés pour les effluves qu'ils répandent, surtout la nuit ; nous en appelons aux voisins et à ceux que leurs occupations appellent dans ces parages.

Il existe encore d'autres agents non justiciables de l'analyse chimique quoi que la science ait fait pour les découvrir ; ces agents, d'une grande importance dans la production des maladies épidémiques, sont les miasmes ; M. Pasteur a bien découvert des particules organisées, M. Charles Robin, M. Pouchet, ont bien obtenu des résultats analogues, mais on n'a pu encore définir leur composition.

L'air contient encore des corpuscules d'une ténuité infinie, mais qu'on peut apercevoir à l'œil nu, dans un rayon de soleil. Cette poussière est formée par différentes substances qui peuvent se diviser en deux groupes : 1° Les éléments minéraux, sels de chaux, de silice, formant la poussière proprement dite ; et 2° les éléments organiques, végétaux et animaux ; poils de plantes, cellules du bois provenant des tissus, grains de pollen, de fécule, spores de cryptogames, écailles d'ailes de papillons et d'autres insectes, fragments d'animaux de très-petit volume, germes d'infusoires, œufs d'animaux microscopiques, etc., etc.

Tous ces éléments divers ne sont pas précisément favorables à l'entretien de la vie, et telle maladie dont la cause échappe à nos moyens d'investigation, a souvent pour point de départ un atôme impalpable. Dans les villes de premier ordre, au milieu de l'agglomération d'un grand nombre d'habitants, toutes ces causes presque insignifiantes dans un village, deviennent par leur abondance une source intarissable d'insalubrité ; joignez-y la fumée des usines, la respiration de tant de milliers d'hommes, l'insuffisance de l'aération, le peu d'espace relatif accordé à chaque individu, à qui l'air est pour ainsi dire mesuré, et vous aurez des éléments de maladies nombreux ; vienne une épidémie, elle trouvera préparés à la contracter tous ces malheureux dont l'organisme est épuisé, et son œuvre sera facilitée d'autant.

Heureusement depuis quelques années, on prend à tâche d'assainir et d'aérer surtout les quartiers anciens où fourmillent les rues étroites que sillonnent des ruisseaux fangeux, où les maisons vermoulues surplombent de leurs quatre ou cinq étages ces cloaques immondes. restes d'un autre âge et dignes d'un siècle de barbarie : mais hélas ! combien il en reste encore de ces cours des miracles au petit pied, où l'air séjourne sans courant, vicié de plus en plus par les émanations pestilentielles de la blême population de ces quartiers infects ! On a beaucoup fait, mais il reste encore plus à faire ; là se trouve le véritable progrès ; ces victoires de la science, du bon, du beau sur la routine, le mauvais et l'ignoble illustreront notre époque et en seront le plus bel ornement.

Voilà pour l'atmosphère libre, mais au point de vue de l'hygiène publique et privée, un plus grand intérêt s'attache à la composition et aux causes d'altérations de *l'air confiné*. Nous nous proposons de traiter cette question dans un autre article, vu son importance et les détails qu'elle demande.

De tout ce que nous avons dit, il sera facile de tirer les conclusions au point de vue hygiénique ; aussi ne ferons-nous pas l'injure à nos lecteurs de les leur énumérer, nous contentant de faire des vœux pour que nos vœux se réalisent, et que tous les habitants des villes respirent un air aussi pur que celui que respirent les habitants des campagnes ; alors disparaîtront ces épidémies dont le souvenir seul restera comme un mauvais rêve.

L'EAU

L'eau que les anciens regardaient comme un élément, est devenue de nos jours, grâce aux progrès de la chimie, un corps composé, une combinaison en proportions définies d'hydrogène et d'oxygène; il paraît assez bizarre de voir deux gaz produire par leur accouplement un liquide, mais en chimie rien ne doit étonner, cette science n'a-t-elle pas été la science du grand œuvre avant d'être ce qu'elle est maintenant.

C'est surtout aux vaillantes recherches de Lavoisier (1789), que l'on doit de savoir que l'eau est la combinaison de 89 parties d'oxygène et de 11 parties d'hydrogène; on est arrivé à la décomposer en ces deux gaz et à la reproduire en les combinant.

Nous ne nous étendrons pas sur les propriétés de ce liquide, tout le monde les connaît, nous n'en parlerons qu'au point de vue hygiénique.

Outre l'hydrogène et l'oxygène, l'eau qui est le dissolvant par excellence renferme aussi une foule d'autres corps qui la rendent, soit impropre aux usages de la vie, soit même nuisible à la santé. Quand les sels qu'elle renferme sont en très-grande quantité, on a ce que l'on appelle les eaux minérales. L'objet de cette causerie n'est que de vous entretenir de l'eau potable et des qualités qu'elle doit avoir.

Les bonnes eaux potables doivent être limpides, fraîches, aérées et tout à fait sans odeur; la saveur en doit être agréable; elles doivent dissoudre le savon sans former trop de grumeaux, et être aptes à cuire les légumes sans les durcir.

Elles contiennent de l'air, de l'oxygène, de l'azote, de l'acide carbonique et de l'ammoniaque en faible quantité. La présence de l'air et de l'oxygène est une excellente condition de salubrité; le gaz acide carbonique donne à l'eau de la sapidité, excite l'appétit et favorise la digestion; l'ammoniaque provient de la décomposition de matières organiques; elle existe surtout dans les eaux de rivière et de marais. Outre ces produits gazeux, il existe encore des matières fixes, ou sels, qui sont les mêmes que ceux de la plupart de nos aliments. Ce sont la silice, les phosphates, les carbonates, les chlorures, les bromures, les iodures, les sulfates de chaux, de magnésie, de fer, d'alumine et de soude. Ces sels en dissolution sont nécessaires à l'entretien de l'organisme, et leur absence pourrait entraîner de graves désordres, de même que leur trop grande abondance rendrait les eaux impropres au soutien de la vie.

En résumé, la fraîcheur de l'eau est sa principale qualité quand on l'emploie comme boisson; sa transparence et sa limpidité la rendent non seulement plus agréable à boire, mais encore meilleure au point de vue de la santé que si elle était trouble et chargée de détritus organiques.

Nous voyons que l'eau est une des choses les plus nécessaires ; et les Romains l'avaient bien compris, car leurs travaux les plus gigantesques ont été entrepris pour en approvisionner leurs grands centres de population ; partout on retrouve leurs traces sous formes d'aqueducs, de bains et de fontaines. Avant de bâtir une ville, leur premier soin était d'amener l'eau sur l'emplacement désigné.

Nous sommes encore bien loin d'eux sous ce rapport, et nous sacrifions un peu trop l'utile à l'agréable. Nos édifices ont de belles façades et de petits appartements. — Chez eux, c'était le contraire.

Les eaux proviennent des sources, des puits artésiens, des rivières, des puits, des citernes, des étangs ; les meilleures, pour boisson, sont les eaux de puits et de source, dont la température est à peu près toujours la même ; mais elles sont généralement *crues*, c'est-à-dire chargées de sels de chaux, d'alumine ou de soude, selon le terrain géologique auquel elles appartiennent. Elles sont aussi moins aérées, par conséquent plus lourdes.

Les eaux de rivière, dont la température varie continuellement, dont la composition change d'un jour à l'autre, sont généralement moins limpides, plus susceptibles de se corrompre, conviennent peu comme boisson, mais sont excellentes pour les autres besoins des ménages ; tels que la cuisson des légumes et le blanchiment du linge.

L'eau de citerne, qui provient de la pluie, possède toutes les qualités de cette dernière ; elle est pure, légère, fraiche ; on doit seulement aérer suffisamment la citerne, et la nettoyer souvent ; quant à l'eau provenant d'étangs et de marais, il faut éviter avec soin son emploi ; car il peut suffire à déterminer des maladies infectieuses et putrides ; il est urgent si l'on est obligé de s'en servir, de la filtrer préalablement et de ne la boire que mêlée avec une liqueur alcoolique ou aromatique.

Le meilleur filtre, celui qui est d'un usage simple, rapide et peu coûteux, se compose de plusieurs couches de matières diverses. On peut l'établir soi-même avec un tonneau, dans lequel on dispose du gravier alternant avec du grès pilé, de façon à avoir quatre couches de gravier et trois couches de grès, chaque couche séparée de l'autre par une planche criblée de trous ; le tout terminé supérieurement par deux couches superposées d'éponges en fragments de grosseur variable, séparées aussi par une planche percée de trous. Tous les ménages pourraient se procurer un appareil semblable et au moins on aurait une eau saine et limpide.

Il faut autant que possible éviter l'usage des tuyaux en plomb et des robinets en cuivre ; on devra leur préférer des conduits en grès, en verre, en fer, en forte poterie vernissée, pour n'avoir pas à craindre un empoisonnement par les oxides de cuivre ou de plomb.

Ainsi que nous le voyons, l'eau est comme la femme de César, elle ne doit pas même être soupçonnée, et l'on peut lui appliquer ce que le bon Esope disait de la langue : C'est tout à la fois la meilleure chose et la pire.

La quantité d'eau nécessaire dans une grande ville est de 100 litres par jour et par individu ; cette quantité doit pourvoir à l'économie domestique, aux lavoirs, à l'arrosement des rues et à l'industrie. Combien de villes peuvent disposer de cette quantité d'eau ? Et si elles en disposent de quelle qualité est-elle ?

L'HUMIDITÉ

Tous nos lecteurs ont sans doute remarqué un fait très-important au point de vue de l'hygiène : la grande quantité de maladies des voies respiratoires qui règnent à Marseille ; nous n'avons pas présents à la mémoire les chiffres que la statistique aligne à l'appui de cette observation, mais nous avons été frappé nous-même par la multiplicité des angines, des bronchites et des courbatures qui sévissent pendant l'été, affections qui ne sont le plus souvent que le prélude de maladies d'une gravité bien autrement importante, la pneumonie et la phthisie.

A quelles causes peut-on attribuer ces accidents ? Dans quelles conditions se présentent-ils ?

La réponse à ces deux questions nous paraît facile, elle est la même pour les deux. On ne doit en accuser que le climat à variations brusques, l'atmosphère à transitions peu ménagées, qui sont l'apanage presque constant du voisinage de la mer, aidé d'une température élevée.

Et en effet, surtout en été, ne voyons-nous pas succéder aux chaleurs excessives et presque insupportables de la journée, la fraîcheur — j'allais dire le froid — humide des nuits, et cela sans transition, d'une façon brusque, pour ainsi dire brutale. Énervé d'un soleil brûlant, qui élève la température à des degrés sénégaliens, on aime à respirer un air plus frais; le corps encore moîte des sueurs diurnes, on affronte sans ménagement, avec volupté, la température rafraîchissante de la nuit : ce passage instantané de l'un à l'autre, très-agréable sans doute, n'en est pas moins d'un effet déplorable sur la santé, et amène à coup sûr ces inflammations opiniâtres des voies respiratoires qui grossissent de près de moitié le bilan de la mort.

Pour faire mieux comprendre les effets pernicieux de l'air humide, nous croyons devoir rappeler au lecteur quelques notions élémentaires de physique, notions indispensables que nous donnons ici avec toute la brièveté que comporte notre causerie.

Nous avons déjà dit que l'air contenait de l'eau à l'état de vapeur, tenue en suspension, dans une quantité très-variable : tout le monde sait comment cette eau se trouve transportée dans l'air, nous n'en parlerons donc que pour mémoire.

Le soleil agissant par son calorique, pendant toute la journée, sur la surface des eaux de la mer ou de tout autre réservoir, fait évaporer une quantité notable de liquide : cette eau à l'état de vapeur, reste en suspension dans l'atmosphère tant qu'elle est sous l'influence de la chaleur qui l'a produite, c'est-à-dire pendant le jour, et sa présence n'est que difficilement appréciable ; mais aussitôt que le soleil a disparu de l'horizon, aussitôt que l'air privé de son foyer de chaleur perd quelques degrés de sa température, cette vapeur d'eau tend à reprendre sa première forme, la forme liquide; les corps froids, ceux qui, bons conducteurs du calorique le conservent peu de temps, tels que le fer, le verre, certaines pierres, etc., ces corps en contact avec l'air humide, condensent la vapeur d'eau et produisent ce que l'on est convenu d'appeler rosée

Tant que l'air n'est pas refroidi outre mesure, on peut supporter sans danger, la présence de cette vapeur d'eau ; mais il n'en est pas ainsi quand la température s'abaisse rapidement comme cela arrive aux changements de saison. L'humidité pénètre peu à peu les vêtements, glace le corps, en un mot, produit tous ces phénomènes d'inflammation des muqueuses et de l'appareil nerveux.

Dans ces conditions là que faut-il faire ? On ne peut rester à la maison, on aime à respirer l'air du soir, à se délasser par une promenade des soucis et des fatigues de la journée. Nous comprenons d'autant mieux ces goûts de péripatéticien que nous les partageons : seulement il est bon de prendre certaines précautions qu'on néglige trop souvent.

On devra changer de linge et de vêtements, de façon à n'avoir pas en contact avec le corps des étoffes mouillées par la sueur, et disposées à se refroidir rapidement. Les vêtements devront être en laine ; on proscrira impitoyablement la toile, le coutil et autres étoffes qui, excellentes pour le jour, sont d'un usage dangereux le soir.

De plus on évitera soigneusement le séjour trop prolongé sur une chaise ou sur un banc, surtout si l'on a eu chaud ; le mouvement rend la digestion plus facile et empêche le refroidissement qui ne manque pas de vous saisir dans l'inaction.

Les promenades trop étroites ou trop fréquentées, les lieux bas et humides peu aérés seront abandonnés ; il n'est pas besoin de se promener pour respirer un air plus vicié et plus morbifère que celui de l'intérieur des maisons ; et telle promenade dans ce cas là rendrait des points à une sentine pour l'insalubrité.

A l'appui de notre dire, nous croyons pouvoir citer la Foire, qui n'est pas étrangère à la recrudescence cholérique que nous avons subie ! La grande agglomération des personnes sur un même point, l'air trop frais, en cette saison, et peut-être la présence de la fontaine, vrai foyer d'infection qui ne le cède en rien aux marais les mieux conditionnés, tout cela doit contribuer, sinon pour tout, du moins pour une grande part, à propager la maladie qui avait presque disparu. Les pluies diluviennes, les orages de la semaine dernière ont bouleversé l'air et la terre ; les ruisseaux et les rivières ayant entrainé d'anciens terrains d'alluvion, ont mis au jour des éléments de putréfaction ; les naïades municipales versent avec une prodigalité de mauvais aloi, des torrents de boue liquide et de débris végétaux, dont l'emploi n'est pas sans danger pour la santé. Les éléments sont bouleversés : l'air est de l'eau, l'eau est de la terre et peut-être quelque chose de mieux.

LA RESPIRATION ET L'ASPHYXIE

Après avoir passé en revue l'air et l'eau et donné quelques notions physiques sur ces deux éléments, nous croyons utile de dire quelques mots de la respiration, de son rôle dans l'entretien de la vie et des accidents que déterminent l'absence et l'altération de l'air.

Le système respiratoire de l'homme et des mammifères est à peu près le même que celui des oiseaux et des animaux à sang froid ; les poissons respirent aussi mais d'une façon différente et appropriée au milieu dans lequel ils se trouvent.

Ici nous ne nous occuperons que de l'homme.

Les organes qui servent à la respiration sont les poumons ; chacun connaît la place qu'ils occupent dans la plus grande partie de la poitrine. Ils paraissent à première vue composés d'un tissu spongieux ; en observant avec plus d'attention, on peut y reconnaître la présence de conduits de plusieurs espèces selon les divers usages auxquels ils sont consacrés. Il y a d'abord les bronches qui communiquent directement avec le dehors et qui sont destinées à recevoir l'air nécessaire ; puis on aperçoit les artères et les veines, conduits qui communiquent entre eux par des ramifications d'une finesse inouïe, les capillaires, qui servent à amener le sang et à le mettre en contact continuel avec l'air qui doit le revivifier. Maintenant, pourquoi ce contact? pourquoi la perte de la vie est-elle le résultat inévitable et presque immédiat de l'absence de ce contact? C'est ce que nous allons tâcher de faire comprendre en deux mots dans les termes les plus clairs qu'il nous sera possible d'employer.

Le sang, cette chair coulante, comme l'a appelé un éminent physiologiste, est destiné à réparer les pertes que subit continuellement l'organisme, et, pour ce faire, il circule par l'impulsion du cœur dans les artères jusqu'aux extrémités du corps, et va répandre dans tous les organes, la vitalité, la chaleur et la nourriture ; dès qu'il a rempli sa tâche, il est ramené à son point de départ par les veines en accomplissant un trajet circulaire ; seulement lorsqu'il revient au cœur il ne possède plus les mêmes propriétés qu'il avait lorsqu'il en est parti ; de sang rouge, artériel et oxygéné, il est devenu sang noir, veineux et carburé et par là impropre à l'entretien de la vie ; il a perdu une certaine quantité d'oxygène qu'a remplacé une quantité presque équivalente d'acide carbonique, dû à la combinaison d'oxygène et de carbone qui produit la chaleur du corps. Il s'agit de lui faire perdre ce dernier gaz et reprendre de l'oxygène en échange ; c'est le rôle de la respiraration. L'échange s'opère dans les poumons, en présence de l'air nouveau qui pénètre dans les bronches ; puis le sang noir redevenu sang rouge revient au cœur, d'où il part de nouveau pour accomplir une seconde révolution.

On comprend que dans toutes ces transformations qu'il subit, le sang doit produire une exhalation d'acide carbonique et priver l'air d'une certaine quantité d'oxygène ; ce phénomène insignifiant et sans portée dangereuse à l'air libre, devient dans une enceinte close une cause inévitable et fatale d'accidents asphyxiques.

Il y a donc asphyxie, toutes les fois que, par une cause physique quelconque, la respiration ne peut se produire dans les conditions nécessaires à la revivification du sang, soit que l'air soit en trop petite quantité, soit qu'il y ait obstacle à son passage dans les voies respiratoires, soit qu'il ne jouisse plus de ses propriétés naturelles, par l'absence de l'oxygène et la viciation de l'atmosphère. Toutes les circonstances qui concourront à amener ces altérations dans la quantité et dans la qualité, devront donc être évitées soigneusement.

Lorsqu'un grand nombre d'individus séjournent habituellement dans un milieu clos, l'air non renouvelé est altéré par plusieurs causes : la respiration de l'homme et des animaux, les foyers de combustion et les appareils d'éclairage, et enfin la transpiration cutanée et pulmonaire.

Les deux premières causes agissent en enlevant à l'air l'oxygène et en remplaçant ce gaz par l'acide carbonique ; la troisième, charge encore cet air vicié de vapeur d'eau et de gaz tels que l'ammoniaque et l'hydrogène carboné qui sont non-seulement impropres à la respiration, mais encore délétères, c'est-à-dire agissant sur l'organisme à la façon de certains poisons.

La quantité d'air qu'expire un homme en douze heures est de six mètres cubes ; aussi ne faut-il pas longtemps pour qu'une chambre calfeutrée et renfermant dans un espace restreint un nombre trop grand de personnes devienne un foyer d'asphyxie. Les lumières qui ne brûlent et n'éclairent que grâce à l'oxygène, pâlissent et s'éteignent ; les êtres vivants éprouvent des vertiges, des douleurs de tête et des troubles de la vue; des phénomènes nerveux se produisent et peu à peu la respiration devenant insuffisante, la circulation diminue, tend à cesser, et la mort est le dernier mot de ce drame intérieur.

Les asphyxies par strangulation et par submersion étant produites par des causes différentes, mais donnant les mêmes résultats, présentent à peu près les mêmes symptômes. Quant à celles que déterminent le gaz de l'éclairage et le charbon, elles peuvent être assimilées à un empoisonnement ; car l'hydrogène carboné dans le premier cas, et l'oxyde de carbone dans le second, jouent le principal rôle et agissent comme de puissants toxiques.

Les exemples sont malheureusement trop fréquents, et l'on voit trop souvent des morts volontaires ou accidentelles être le résultat de la viciation de l'air. Que faire pour les prévenir ? Quels secours sont les plus actifs quand le mal est fait ?

De ce que nous venons de dire, on peut tirer les conséquences hygiéniques et curatives.

On évitera de se rassembler en trop grand nombre dans de petites enceintes ; il faudra que l'aération soit suffisante ; et pour obtenir ce résultat, de nombreuses bouches de ventilation seront établies au niveau du plancher inférieur et près du plafond ; l'air chaud et dilaté tend par cela même à monter ; il sortira par les ouvertures supérieures, tandis qu'il sera remplacé par un air plus froid mais plus sain qui, venant de l'extérieur, entrera dans la salle par les ouvertures inférieures ; on pourra, pour éviter les transitions brusques, le faire passer préalablement dans une chambre chauffée où sa température subira quelques modifications. Les cheminées devront avoir un tirant d'air assez fort qui suffira à aérer les chambres de petite grandeur ; l'usage des *braseros* sera abandonné, comme anti-hygiénique au suprême degré.

Quant aux soins à donner aux victimes, tout le monde les connait : ils sont les mêmes pour tous les asphyxiés, qu'ils le soient par submersion, strangulation ou par inhalation de vapeur de charbon ; il faut rendre l'air à l'appartement, délivrer le corps des liens ou des vêtements qui gênent la libre circulation du sang ; déterminer par insufflation le retour de l'air dans les poumons ; châtouiller la luette avec une barbe de plume, frictionner activement la peau pour ramener la chaleur et la circulation ; faire exécuter à la poitrine les mouvements de la respiration, et surtout ne pas se décourager. On a vu des noyés rappelés à la vie après quatre ou cinq heures de soins.

Je ne parle que pour mémoire, de l'erreur où se fourvoient quelques personnes, qui, par superstition ou par crainte, attendent pour agir l'arrivée des agents de l'autorité ; je pense que l'instruction a fait justice de cette coutume.

LE POULS ET LA CIRCULATION.

Tout le monde sait ce que c'est que le pouls, tout le monde connaît l'importance de ce phénomène dans les maladies, mais ce que tout le monde ne sait pas, ce sont les causes et le mécanisme de ce petit battement. Nous allons essayer de l'expliquer et ceci nous amènera à parler de la circulation et du sang. Nous avons déjà dit d'une façon incidente quelques mots de cette importante fonction, nous ne nous répéterons pas.

Le sang, en vertu d'une force continue et constante, est lancé à travers le système circulatoire et se répand dans tout le corps pour y porter les matériaux nécessaires à l'entretien et à la reconstitution des tissus organiques. Le cœur est l'organe d'impulsion, la pompe refoulante, si l'on peut s'exprimer ainsi, qui détermine ce va et vient circulaire. Il semble d'abord que ce mouvement du sang ait été connu de toute antiquité, cependant il n'en est rien, et la découverte en est due à Guillaume Harvey (1619) médecin Anglais ; il donna les premières notions exactes sur la circulation, que n'avaient fait qu'entrevoir Galien, dans le deuxième siècle, et Servet en 1535. Cette merveilleuse découverte fit faire à la médecine un pas immense et permit d'expliquer une foule de phénomènes qui étaient restés lettre close pour nos ancêtres dans l'art de guérir.

Avant de parler du mouvement lui-même, et des organes qui y prennent part, nous dirons quelques mots du liquide qui est en l'objet : le sang.

Le sang se présente à nous sous forme liquide, à couleur rouge, à saveur salée, il se *caille* dès qu'il est sorti des vaisseaux qui le contiennent. Si l'on pousse plus loin l'investigation, si l'on se sert du microscope, on reconnaît que ce liquide, qui paraît homogène, est formé de deux éléments principaux : un liquide incolore et transparent, le *sérum*, tenant en suspension des corpuscules rougeâtres, les *globules du sang*.

Le *sérum* est composé d'eau tenant en dissolution de l'albumine et de nombreux sels à base de soude, de potasse, de chaux et de magnésie : on y trouve encore des matières grasses phosphorées, des acides gras, de l'oxygène et de l'azote. C'est à ce liquide qu'est due l'alcalinité du sang.

Les *globules* varient de forme et de grosseur selon l'animal qui les a fournis. Chez l'homme, ils sont circulaires, applatis en forme de disque et ont un diamètre d'un cent vingtième de millimètre. Ils sont composés d'une enveloppe transparente, incolore, dans laquelle on trouve un liquide coloré en rouge, c'est l'*hématosine*, qui renferme du carbone, de l'azote, de l'oxygène, de l'hydrogène et du fer. Ces globules sont doués d'une grande élasticité et d'une grande flexibilité, auxquelles ils doivent de pouvoir s'allonger et circuler dans des vaisseaux d'une calibre infiniment petit.

Outre ces globules rouges, il en existe encore d'autres plus gros et incolores, qui, chez l'homme en parfaite santé sont dans le rapport de un pour trois cents globules rouges. Dans certaines maladies résultant de l'appauvrissement du sang, on voit leur nombre augmenter et surpasser celui de ces derniers.

On peut conclure en résumé que le sang contient tous les éléments qui entrent dans la composition intime du corps, et cela n'a rien qui puisse nous étonner, quand on pense que c'est à lui qu'il appartient d'entretenir et de réparer la machine humaine. Aussi le manque ou l'augmentation de quelques-uns de ces éléments suffit-il pour faire naître des maladies très-souvent mortelles.

Passons maintenant au mouvement lui-même, et aux organes qui le produisent.

Au premier plan se trouve le cœur, qui, placé à peu près au centre du corps, envoie le sang dans les artères et le reçoit quand il est ramené par les veines. Cet organe de la grosseur du poing du sujet, est essentiellement musculaire ; il se divise en deux grands compartiments, adossés l'un à l'autre, qui forment à proprement parler deux cœurs bien distincts, l'un gauche, qui préside à la grande circulation, l'autre droit, qui n'agit que dans la circulation pulmonaire. Ces deux cœurs sont encore divisés par une cloison horizontale en deux parties, l'une supérieure, l'*oreillette* ; l'autre inférieure, le *ventricule*. L'oreillette n'est que l'antichambre ; elle reçoit le sang qui vient du reste du corps, et le fait pénétrer dans le ventricule qui l'envoie dans le système circulatoire. A l'entrée de l'oreillette dans le ventricule, se trouve une valvule ou soupape qui se ferme, quand le ventricule se contracte, et empêche le reflux du sang dans l'oreillette. Si maintenant nous prenons le sang à son point de départ du ventricule gauche, nous le voyons pénétrer dans l'artère *aorte*, qui le distribue dans les artères secondaires ; celles-ci, le transportent dans le reste du corps ; c'est à ce mouvement que correspond le pouls. Des ramifications artérielles les plus ténues, le sang passe dans des ramifications veineuses imperceptibles ; ce sont ces deux systèmes, artérioles et petites veines, que l'on a appellé *Capillaires*, de leur calibre d'une finesse inouïe. Puis aux capillaires succèdent des veines plus grosses, qui viennent aboutir dans l'oreillette droite. A son tour, l'oreillette remplit son office et cède l'onde sanguine au ventricule droit qui la pousse dans l'artère pulmonaire, et les ramifications artérielles du poumon ; là le sang recouvre ses propriétés vivifiantes et revient à l'oreillette et au ventricule gauche, d'où il reprend son mouvement circulatoire.

Non-seulement le sang nourrit les organes, mais encore, par son contact avec les parties vivantes, il produit une excitation sans laquelle la vie ne pourrait s'y maintenir. Nous avons déjà vu que le sang s'altère et se modifie dans sa course, et que la circulation pulmonaire vient lui rendre ses propriétés ; nous ne reviendrons pas sur ce sujet. Il est encore un phénomène dont nous ne parlerons que plus tard ; c'est celui qui a pour objet la nutrition et le renouvellement du sang, ce phénomène se trouvant lié trop intimement avec ceux de la nutrition générale.

Il est facile de comprendre que presque toutes les maladies ont leur point de départ dans le sang, et qu'elles dépendent de l'altération de ses éléments. La trop grande abondance de globules sanguins produit la *pléthore* ou prédisposition aux congestions, de même que l'*anémie* et la *chlorose* sont dues à leur diminution. Le sang peut contenir des matières, telles que le pus, un virus, un venin, un poison, qui produisent infailliblement des accidents d'une gravité bien souvent mortelle.

D'autres maladies prennent leur source dans le système circulatoire lui-même, telles sont les anévrismes, ou dilatation d'artères, les affections de cœur, les varices, qui sont aux veines ce que les anévrismes sont aux artères, etc., etc.

Le pouls se fait sentir toutes les fois qu'une artère occupant une position superficielle est superposée à un plan solide. Ces conditions se trouvent remplies au poignet, à la tempe et au coud-epied. Le pouls est le résultat de la dilatation artérielle produite par la colonne sanguine lancée par le cœur; il coïncide par conséquent avec la contraction des ventricules; mais comme il faut un certain espace de temps pour que le sang arrive du cœur, le battement ne se produit pas tout à fait au même instant.

Nous ne dirons rien de l'importance du pouls comme symptôme dans les maladies, tout le monde la connaît, et a été à même de s'en rendre compte.

LES ALIMENTS ET LA DIGESTION.

L'économie animale a, comme une administration commerciale bien tenue, une balance de profits et pertes : ce qu'elle perd incessamment par plusieurs voies, elle est obligée de le remplacer ; l'entretien de la machine humaine est une œuvre de tous les instants ; l'être se renouvelle petit à petit, et grâce à un système d'échange savamment combiné, il finit par ne contenir aucun des éléments qui le composaient naguères.

Nous avons dit, en parlant de la circulation, que le sang reçoit les produits de la digestion, sans mentionner les moyens qu'emploie la nature ; nous allons maintenant nous occuper des principaux agents à l'aide desquels s'accomplissent la réparation et l'accroissement du corps humain. L'air revivifie le sang, le sang répand la vie dans tout l'organisme, les aliments l'entretiennent dans les conditions nécessaires à la vitalité.

On appelle *aliment*, toute substance solide ou liquide qui, après avoir subi dans l'appareil digestif, l'influence des divers sucs avec lesquels elle se trouve en contact, devient apte à réparer les pertes de l'organisme.

Les aliments, quelque différents qu'ils paraissent les uns des autres, peuvent se réunir en deux groupes principaux, selon leur mode d'action, basé sur l'absence ou la présence de l'azote dans leur composition. Avant de parler de ces grandes divisions en particulier, jetons un rapide coup-d'œil sur l'appareil de la digestion.

L'appareil digestif comprend diverses parties, qui toutes remplissent une fonction distincte. Sa forme est celle d'un long tube qui s'étend de la bouche à l'anus, tube dans lequel les aliments subissent une élaboration particulière, grâce à laquelle l'être vivant extrait de leur substance tout ce qui peut servir à sa nutrition. Ce sont :

1° La bouche, qui grâce aux dents et à la langue qui la garnissent, est destinée à saisir, à diviser, à broyer les aliments pour les rendre plus aptes à la digestion et plus perméables aux sucs digestifs : les dents, incisives, canines, molaires, sous lesquelles la langue et les joues envoient et maintiennent les matières nutritives, sont encore aidées dans leur œuvre par la salive qui pénètre ces dernières, en forme une espèce de pâte, et dépose en elles un principe qui, plus tard, développera une fermentation indispensable.

2° L'œsophage est la partie immédiatement située à la suite de la bouche ; il transmet le bol alimentaire de cette dernière à l'estomac ; ainsi que le pharynx ou arrière-bouche, il contient une masse de petites glandes qui toutes sécrètent un liquide de nature presque analogue à la salive, dont il continue l'œuvre.

3° L'estomac, sorte de poche membraneuse, est placé au-dessous du cœur et à la partie supérieure du ventre. C'est là que se passe le phénomène principal de la digestion, sous l'influence du suc gastrique et des contractions de l'organe.

4° L'intestin, qui comprend un grand nombre de divisions, inutiles au point de vue physiologique, est formé de l'intestin grêle et du gros intestin ; le premier mesure à peu près cinq ou six fois la longueur du corps chez l'homme; chez les carnassiers, il est plus court, tandis que chez les herbivores il peut atteindre vingt-huit fois la longueur du corps de l'animal, ce qui prouve que les végétaux se digèrent plus lentement que la viande. Une foule de glandes s'ouvrent dans toute l'étendue de l'intestin et fournissent la bile qui vient du foie, le suc pancréatique, et le suc produit par les follicules.

En même temps c'est là que l'économie absorbe à l'aide d'organes spéciaux, les *villosités*, les produits de la digestion, dont le résidu, impropre à la nutrition, est expulsé au dehors.

Outre ces parties intégrantes de l'appareil, il en est d'autres, les *annexes*, que représentent les glandes salivaires, le foie, le pancréas et ces mille petites glandes répandues dans tout le parcours intérieur du tube digestif. Nous verrons bientôt l'utilité de tous les liquides qu'elles fournissent et de la différence de leur composition.

— Les aliments d'origine organique se divisent, avons-nous dit en commençant, en deux grands groupes, selon qu'ils sont azotés ou qu'ils ne le sont pas. Le règne minéral ainsi que les règnes végétal et animal, fournit aussi sa part à l'alimentation de l'homme : ainsi nous voyons figurer le sel marin, le fer, le phosphate et le carbonate de chaux : cela n'a rien d'étonnant puisque le sang et les organes contiennent ces sels en proportion variée.

La classification des aliments, d'après Proust, repose sur le principe de l'alimentation de l'enfant à la mamelle, le lait étant l'aliment complet par excellence. « Le lait se compose de trois substances, huile, sucre et « caséine ou matière albuminoïde : je fus conduit, dit « cet auteur, à conclure que tous les aliments de « l'homme et des animaux supérieurs, peuvent être « réduits à ces trois sources ; c'est dans la nourriture « factice de l'homme que nous trouvons la preuve la « plus péremptoire de ce principe important. L'homme, « non content des productions que la nature lui offre, « épuise les ressources de son esprit, ou plutôt de son « instinct, afin d'arriver de toutes les manières possi- « bles à réaliser ce mélange qui a tant d'importance « pour lui ; c'est là, quelque peu disposé qu'il soit à le « croire, le seul but de l'art culinaire. Dès les temps « les plus anciens, l'instinct lui a enseigné de mêler « l'huile et le beurre avec les substances farineuses et « avec celles qui de leur nature en sont dépourvues. « Son instinct l'a également conduit à manger les ani- « maux pour se procurer un mélange de matières hui- « leuses et d'albumine ; c'est enfin ce mélange presque « toujours uni à des substances sucrées qu'il consomme « journellement sous la forme de pain ou de végétaux. « Ce principe n'a jamais été perdu, au milieu même

« des raffinements du luxe ; et les combinaisons si va-
« riées de sucre, d'amidon, de beurre et d'œufs, qui
« font les délices des tables les plus recherchées, ne
« sont qu'une imitation du prototype de tous les ali-
« ments: le lait. »

La classification basée sur ce principe ingénieux est la plus rationnelle ; c'est celle que nous suivrons. Les aliments azotés sont spécialement destinés à la réparation et au développement des tissus ; on les appelle pour cela *aliments plastiques ;* les féculents, les matières grasses, les alcooliques, au contraire, prennent une plus grande part à la calorification, par leur combinaison qui donne naissance à une foule de réactions chimiques ; on les connaît sous le nom d'*aliments respiratoires*.

Les aliments azotés d'origine animale ou végétale sont : la gélatine, l'albumine, le gluten, la fibrine, la caséine, le mucilage.

Les aliments non azotés sont :

1° Les féculents, amidon, dextrine, sucre, alcool, etc.;

2° Les matières grasses, huiles, graisses, etc.

Ces aliments se complètent l'un par l'autre ; la privation de l'un d'eux entraîne l'amaigrissement et la mort. Tout dans notre organisme démontre que l'homme est destiné à user d'une alimentation mixte, contrairement aux opinions de Rousseau qui prétendait qu'il devrait se nourrir exclusivement de végétaux, et d'Helvétius qui le faisait carnivore.

Voyons maintenant comment les aliments se comportent en présence des sucs digestifs et par quelle série de phénomènes ils arrivent à nourrir les êtres vivants.

Prenons un exemple et supposons, pour rendre l'explication plus claire, la digestion ayant lieu à la suite d'un repas composé de viande et de pain ; nous avons là les trois types dont la réunion forme l'aliment complet : la fibrine de la viande (élément azoté), le pain (féculent), et la graisse : nous avons de plus le sel marin et les sels de chaux que contient le pain.

Les aliments broyés, triturés par les dents, imprégnés de salive, traversent l'œsophage et arrivent dans l'estomac. Une réaction s'opère déjà ; la salive jouit de la propriété de transformer les féculents en sucre par un principe analogue à la *diastase* des céréales : cette transformation rend ces matières solubles et assimilables. Bientôt un autre phénomène se produit : le changement des matières alimentaires en *chyme* ou pâte demi-liquide et grisâtre. Ce changement est le résultat de deux actions, l'une mécanique, l'autre chimique. Aidé par les mouvements imprimés à la masse digestive, le suc gastrique la pénètre et grâce à la pepsine et à l'acide lactique qu'il contient, les matières azotées se transforment et deviennent solubles.

Voilà le chyme formé, il faut maintenant que de ces matières insolubles qui sont devenues solubles et assimilables, la nature forme une autre matière qui puisse être absorbée ; cette matière est le *Chyle* ; sa formation et son absorption ont lieu dans l'intestin grêle sous l'influence de la bile et du suc pancréatique.

Les matières grasses sont émulsionnées et digérées dans l'intestin grêle par le suc pancréatique et par la bile, qui en même temps achèvent de rendre assimilables les féculents et les matières azotées.

Quant à l'absorption, elle a lieu dans toute l'étendue de l'intestin ; les *villosités*, espèces de racines animales, viennent puiser les éléments de nutrition et les répandent dans la circulation par l'intermédiaire des veines et des chylifères.

On comprend que la digestion étant multiple, les causes de mauvaise nutrition seront nombreuses, et par conséquent les remèdes varieront avec les aliments qui les auront occasionnées. Pour les féculents on emploie l'eau sucrée, les ferments, de façon à venir en aide à la transformation des farineux en sucre ; au contraire, pour les matières azotées, les alcooliques, les alcalins, quelquefois les acides seront nécessaires ; quant aux matières grasses, tout ce qui peut les dissoudre, les émulsionner, devra être mis en œuvre, mais surtout les alcalins. Dans tous les cas, les liquides aromatiques, tels que le café, le thé, etc., etc., ayant pour but d'exciter la vitalité des organes, rempliront parfaitement l'indication de première nécessité.

Nous ne nous sommes pas occupé ici des boissons, qui méritent un chapitre spécial, nous nous proposons d'en parler d'une façon plus étendue pour ne rien négliger de tout ce qui peut se rapporter à ce sujet intéressant.

LA SOIF ET LES BOISSONS ALCOOLIQUES.

La soif est pour tous les êtres vivants une sensation dont l'assouvissement est aussi impérieux que celui de la faim. Les boissons répondent à ce besoin en réparant les pertes aqueuses de l'économie, pertes occasionnées par la sueur, l'urine et l'exhalation pulmonaire. Le rôle des boissons ne se borne pas à cela ; elles contribuent encore à favoriser la dissolution et par conséquent l'absorption des aliments solides, quelquefois même on les considère comme des aliments.

Ce qui distingne l'homme de la bête, dit un proverbe populaire, c'est de boire sans soif. C'est à cela que l'on doit attribuer le grand nombre de liquides, naturels ou factices que nous absorbons. En effet, l'homme dont la nourriture est excessivement variée, a senti le besoin de se créer une aussi grande variété de boissons ; aussi voyons-nous, dès les premiers temps dont l'histoire fasse mention, l'eau remplacée par des liquides plus agréables au goût et d'une nature plus compliquée.

Dans notre précédent chapitre nous n'avons parlé que de la digestion des aliments solides ; deux mots sont nécessaires pour expliquer comment se produit la digestion des liquides. Ces derniers n'ayant nul besoin de subir toutes les épreuves digestives, sont absorbés directement, aussitôt qu'ils ont pénétré dans l'estomac et dans l'intestin ; aussi figurent-ils bien vite dans le torrent circulatoire; on a pu constater la présence dans les urines, de certains sels, une heure à peine après leur ingestion, ce qui prouverait que l'élimination se fait aussi rapidement que l'absorption.

On peut diviser les boissons ordinairement employées en trois groupes : 1° les boissons alcooliques ; 2° les boissons acidules ; 3° les boissons aromatiques. Nous ne nous occuperons ici que des premières et de leur action sur l'organisme, renvoyant à un autre chapitre les autres espèces de boissons.

Les boissons alcooliques s'obtiennent par fermentation et par distillation. Les principales boissons alcooliques fermentées sont le vin, la bière et le cidre.

Le *Vin* est le produit de la fermentation du jus de raisin, mais il arrive quelquefois, surtout dans les grands centres de population, que le liquide décoré de ce nom contient peu de raisin, quelquefois même on le fait de toutes pièces en mélangeant de l'eau, de l'alcool, une matière colorante et du tannin en parties proportionnelles.

La falsification du vin, lorsqu'elle a eu lieu à l'aide

de substances minérales, est assez facile à reconnaître à l'aide de la chimie. On retrouve par l'analyse la litharge et le carbonate de chaux, dont les fraudeurs se servent pour masquer la saveur des vins aigris ; les matières colorantes végétales sont découvertes à l'aide d'autres réactifs ; ces matières sont le plus souvent les bois de Campêche et de Brésil, des baies d'hyèble, les mûres et les fruits de troëne.

Les vins agissent selon la plus ou moins grande quantité d'alcool qu'ils contiennent, aussi les effets en seront plus pernicieux si l'alcool est plus abondant.

La *Bière* se fabrique avec l'orge et le houblon ; toutes les céréales peuvent servir à la production de cette boisson, seul, le prix élevé du blé et de l'avoine leur fait préférer l'orge.

Le *Cidre* dont l'usage est moins répandu que celui du vin et de la bière, est dû à la fermentation des pommes écrasées ; on le falsifie quelquefois avec la céruse pour lui rendre le goût agréable que l'acidification lui a fait perdre ; mais l'usage de ce sel de plomb peut occasionner des empoisonnements très-graves, et quelquefois mortels.

Pendant ces dernières années, quand la production du vin était inférieure aux besoins de la consommation, on essaya de substituer à ce liquide des boissons économiques. Generalement le sucre et l'eau forment la base de ces compositions qu'on aromatise avec du houblon, de la coriandre, des écorces d'oranges, du sureau, de la réglisse, etc. La boisson obtenue est assez agréable au goût et peut jusqu'à un certain point remplacer le vin et la bière ; son prix de revient est très-réduit.

Les boissons alcooliques obtenues par distillation

sont très-nombreuses et peuvent presque toutes se ramener au type primitif : l'eau-de-vie.

Les eaux-de-vie sont le produit de la distillation du vin, des grains, de la betterave. Les premières sont les plus estimées.

Le *tafia* et le *rhum* sont dûs à la canne à sucre, le *kirchenwasser* aux cerises noires, le *gin* aux baies de genièvre et à l'orge fermentée. Les *liqueurs* sont très-nombreuses, elles sont le produit du mélange varié d'eau, d'alcool, de sucre et de matières aromatiques.

L'usage modéré des boissons alcooliques de bonne qualité, ne présente aucune espèce d'inconvénient, et de plus peut rendre de grands services à l'alimentation ; malheureusemeut l'abus des liqueurs fortes aujourd'hui si grand, si général, si répandu, tend encore à s'accroître surtout dans les classes ouvrières et commence à atteindre des proportions effrayantes. Cet abus est plus préjudiciable à la femme et à l'enfant qu'à l'homme ; l'utilité des alcooliques est moindre dans les climats chauds et pendant l'été que dans les régions septentrionales où règne un hiver constant.

Les habitants de ces pays supportent plus facilement une plus grande quantité d'alcool, qui leur est presque nécessaire.

L'homme se courbe comme un vieillard, ses yeux deviennent ternes, ses membres tremblent ; la force s'évanouit, la sensibilité s'émousse ; il survient des vertiges, de l'hébètement, des hallucinations, la peau est terreuse, le corps s'amaigrit, et la mort vient ordinairement terminer son œuvre sans que le cadavre anticipé essaie de réagir contre cette espèce d'empoisonnement.

On ne saurait croire ce que l'ivrognerie coûte à l'humanité de sève, d'intelligence et de force, elle déprave et dégrade le moral, attaque la santé dans son essence, et au point de vue de l'espèce, elle stérilise et abâtardit.

Laissons un peu parler la statistique ; les chiffres ont une formidable éloquence.

En Angleterre, l'ivrognerie tue 50,000 hommes par an ; la moitié des aliénés, les deux tiers des pauvres et les trois quarts des criminels se recrutent parmi les gens adonnés à la boisson.

Tout le monde connaît ce mot de je ne sais quel médecin militaire, mot rempli de vérité : « L'absinthe a tué plus de soldats en Algérie que les balles arabes. »

En France sur 46000 morts accidentelles, 1622 n'ont pu être attribuées qu'à l'ivrognerie. (M. Lévy).

Le sixième des suicides a lieu pendant l'ivresse (Descurets). Sur 4595 suicides, Brierre de Boismont en a trouvé 530 causés par l'abus de l'alcool. Sur 100 cas d'aliénation mentale, 18 reconnaissent la même source ! Et la marche de ce fléau se fait de plus en plus envahissante.

L'homme adonné à la boisson perd la force de résistance aux maladies ; les plus légères indispositions deviennent pour lui le point de départ d'affections terribles.

Au point de vue moral la dégradation est extrême ; la famille est abandonnée, les mauvais exemples donnés aux enfants en font des vagabonds et des forçats de l'avenir, puis vient la misère et son cortége de vices et de crimes ; laissons la parole à plus compétent que nous dans cette question : « Les habitudes d'ivrognerie

« sont telles dans plusieurs villes de fabrique et entraî-
« nent une telle misère, que l'ouvrier est absolument
« incapable de songer à l'avenir. Le jour de paie, on
« lui donne en bloc l'argent de sa semaine ou de sa quin-
« zaine. Il n'attend même pas le lendemain ; si c'est un
« samedi, il se jette le soir dans les cabarets : il y reste
« le dimanche, quelquefois même le lundi. Bientôt il
« ne reste plus que les deux tiers ou la moitié de ce
« salaire si péniblement gagné. Il faudra manger pour-
« tant. Que deviendra la femme pendant la quinzaine
« qui va suivre ! Elle est là à la porte, toute pâle et gé-
« missante, songeant aux enfants qui ont faim. Vers le
« soir, on voit stationner devant les cabarets, des trou-
« peaux de ces malheureuses, qui essayent de saisir
« leur mari, si elles peuvent l'entrevoir, ou qui atten-
« dent l'ivrogne pour le soutenir, quand le cabaretier
« le chassera ou qu'un invincible besoin de sommeil, le
« ramènera chez lui. A Saint-Quentin, plusieurs de ces
« détaillants ont été pris pour ces femmes d'une étrange
« pitié : elles enduraient le froid et la pluie pendant
« des heures ; ils leur ont fait construire une sorte de
« hangar devant la maison. Ils ont même mis des
« bancs. La salle où les femmes viennent pleurer fait
« désormais partie de leurs bouges. » (Jules Simon, *l'Ouvrière*).

Voilà pour le présent, mais l'avenir, quels enfants voulez-vous que créent de semblables parents ? L'ivrognerie se transmet par hérédité. Quelques-uns viennent au monde imbéciles ou idiots, d'autres sont incapables de tout développement, physique ou moral : quelques-uns, et ce ne sont pas les moins nombreux, fournissent une proportion très-grande d'épileptiques, de sourds-muets, de scrofuleux ; le reste sans éducation, livrés au vagabondage, n'ayant sous les yeux que les mauvais exemples, alimentent les lupanars et les cours d'assises et vont peupler les hôpitaux et les bagnes.

Quels sont les remèdes à ce mal qui nous déborde ? Quelles sont les digues à lui opposer ? Toutes les mesures coercitives des lois, toutes les entraves sont inutiles, la diminution de ce fléau ne peut être obtenue que par l'éducation et la moralisation du peuple ; donnez-lui les moyens de s'instruire, de se distraire ; que sa nourriture intellectuelle soit plus abondante, et sa nourriture physique plus saine et moins chère : que des bibliothèques et des cours se fondent, les cabarets disparaîtront, et quand l'homme connaîtra sa valeur, quand il ne sera plus considéré comme une machine, il ne s'abaissera plus au niveau de la brute.

LE THÉ, LE CAFÉ, LE TABAC.

Tout dans la nature se rapporte aux besoins de l'homme ; bien que cette idée soit l'expression d'un égoïsme commun à notre espèce, elle est vraie en tous points, et tous les jours, à propos de tout, on peut en reconnaître la justesse. Animaux, végétaux, minéraux, l'homme met tout à contribution et le fait servir non seulement à satisfaire ses besoins, mais encore à contenter ses caprices les plus bizarres et les moins naturels. De même que c'est en Europe qu'on doit chercher le dernier mot de la civilisation, de même c'est en Europe qu'on trouve les traces de la barbarie la plus accentuée ; nous avons pris à chaque peuple ses usages, ses mœurs et jusqu'à ses coutumes les moins raisonnables, au Chinois, le thé, à l'Arabe, le café, à l'Américain, le tabac.

Le thé et le café servent à faire des boissons aromatiques, qui, chez les peuples où l'usage du vin et des alcooliques est préjudiciable, inconnu ou interdit, les remplacent avantageusement et produisent une excitation générale, agréable et d'un effet moins pernicieux. Quant au tabac, il est plus difficile de justifier son emploi. Cependant il est si répandu qu'il doit répondre soit à un besoin, soit à une jouissance. Les peuples sauvages de l'Amérique à qui les Espagnols ont emprunté cette solanée, fument toujours avant de tenir conseil; on peut conclure de là que cette occupation doit avoir pour but de favoriser la réflexion. Enfin quel que soit le motif, le fait existe et c'est de lui seul que nous nous entretiendrons.

Le Thé (*Thea sinensis*) est la feuille préparée d'un arbrisseau originaire de la Chine et du Japon, dont il existe plusieurs espèces, qui toutes peuvent se relier à la même famille. Ce végétal atteint une hauteur de trois mètres au maximum; on le cultive sur le bord des routes, sur le penchant des collines; la récolte des feuilles se fait plusieurs fois dans l'année; la première, qui a lieu au mois d'avril, fournit le thé le plus parfumé; à mesure qu'on s'éloigne de ce moment, les feuilles sont plus grandes, moins riches en principes aromatiques et forment un produit moins estimé. Aussitôt après la récolte des feuilles, on les fait flétrir dans des bassines en tôle ou en cuivre placées au-dessus d'un feu léger, puis l'ouvrier les roule avec la main, leur donne la forme que nous leur voyons et les fait sécher à l'air.

Les thés se divisent en deux groupes : les thés verts et les thés noirs. Cette différence de couleur est due à la dessication plus ou moins rapide des feuilles; le thé vert est plus aromatique, mais sa saveur est plus âcre.

Il n'y a pas longtemps que le produit chinois est employé en Europe. Vers 1680, on n'en expédiait en Angleterre que 56 kilogrammes, aujourd'hui on en reçoit plus de 40 millions; les Anglais, les Hollandais, les Russes en font un usage continuel.

L'effet du thé sur l'organisme est complexe : en même temps que, par son principe aromatique, il stimule les fonctions digestives et excite la calorification, si nécessaire dans les climats froids, par l'eau qu'il contient, il diminue la plasticité du sang et empêche ainsi la production de maladies inflammatoires dues aux excès de table.

Les inconvénients de son emploi résident entièrement dans sa préparation ; quand l'infusion est trop forte, il agite le système nerveux, cause l'insomnie et produit même une espèce d'ivresse. En Chine, les buveurs de thé sont maigres, ont le teint plombé et sont très-sujets au diabète. Somme toute, il est favorable aux personnes d'un tempérament lymphatique, dont les chairs sont molles, mais convient très-peu à celles qui sont douées d'une constitution nerveuse et irritable.

Le café *(Coffæa Arabica)*, originaire d'Abyssinie, est d'un usage plus répandu que le thé, dans les pays méridionaux ; son histoire est un vrai roman qui fait honneur à l'imagination des Arabes et qu'il n'entre pas dans notre cadre de raconter : Ce que nous pouvons dire, c'est que le café fut transporté vers le XVe siècle en Arabie où il prospéra exclusivement jusqu'en 1690 ; à cette époque, les Hollandais l'introduisirent à Batavia où il réussit très-bien : vers 1710, un jeune caféier fut envoyé à Amsterdam ; on parvint à le multiplier et le consul de France en adressa un pied à Louis XIV.

Ce fut en 1720 que A. de Jussieu confia trois de ses rejetons au capitaine Déclieux pour essayer de les naturaliser aux Antilles ; le courageux marin, dans une traversée longue et difficile, réduit à une ration d'eau insuffisante, la partagea avec le seul arbrisseau qui lui restât, et c'est ce caféier, arrivé sain et sauf à la Martinique, grâce au dévouement de Déclieux, qui est la souche de toutes les plantations de notre colonie.

La famille des rubiacées qui fournit le quinquina et la garance compte aussi le caféier dans ses rangs : c'est un arbuste toujours vert, à fleurs blanches et odorantes qui produisent un fruit rouge gros comme une merise : dans la pulpe de ce fruit se trouvent deux semences d'aspect corné qui sont les grains de café.

L'analyse chimique fait découvrir dans cette semence plusieurs principes ; des substances grasses, de la dextrine, du sucre, des sels de potasse, un acide particulier, de la caféine (principe actif) et de plus une huile essentielle à odeur suave, qui se développe par la torréfaction, encore faut-il pour que l'arôme se dégage, que la torréfaction ne dépasse pas un certain degré.

Il y a peu de temps que le café dont cependant l'usage est si général, est connu en Europe. Marseille est la première ville de France où il a été adopté, vers 1671. A Constantinople, le sultan Sélim l'apporta en 1617 : les premiers cafés publics d'Italie datent de 1645 ; aujourd'hui la consommation annuelle de café en Europe est d'environ 300 millions de kilogrammes.

Mieux que le thé, le café soutient et excite ; il est même indispensable dans les pays chauds et marécageux ; nos soldats en campagne ont une ration de café et bien souvent la soupe au café a remplacé les aliments absents. Tout le monde connaît la passion de Voltaire pour le café ; bien des savants et bien des écrivains partagent le goût de l'immortel philosophe. « Il ne fait pas éclore la pensée dans la cervelle d'un idiot, dit Michel Lévy, mais il ranime les facultés engourdies de l'homme sain, il épanouit l'imagination du poète et ravive la mémoire du professeur ; il fait couler les idées de la plume et les paroles des lèvres. Sous son influence les esprits les plus lourds acquièrent une certaine facilité pour les œuvres de l'intelligence. » Il produit une surexcitation bien différente de celle que détermine l'alcool, accélère la digestion et la circulation, et sert en quelque sorte de contre-poison aux boissons qui enivrent et obscurcissent la pensée dans le cerveau.

On peut lui faire les mêmes reproches que nous avons fait au thé ; seulement, l'abus du café occasionne une excitation nerveuse plus forte, et peut même déterminer des effets analogues à ceux du haschich. Pris modérément, c'est un tonique fébrifuge des plus puissants. Disons encore qu'il est employé en médecine pour combattre les effets soporifiques de l'opium, et pour masquer la saveur désagréable de certains médicaments.

Naturellement on a dû chercher à remplacer le café par des substances étrangères, et c'est surtout lorsque le blocus continental nous privait de toute communication avec les Colonies, que les novateurs tentèrent de lui substituer l'orge, le seigle, les glands, les pois chiches, les arachides, le genêt, les racines de chicorée, mais tous leurs efforts restèrent vains et ne servirent qu'à consacrer une fois de plus la suprématie du fruit arabique.

Le Tabac (*Nicotiana Tabacum*) est une solanée ;

comme presque toutes les plantes de cette famille, il contient un poison violent, la Nicotine, qu'un procès célèbre a fait connaître et a rendu fameux ; aussi l'usage immodéré de ce végétal est-il loin d'être sans danger. C'est un poison narcotico-âcre très-violent qui produit l'inflammation du tube intestinal, la stupeur, des vertiges et la mort. J'en appelle pour les symptômes à ceux qui se souviennent de leur première pipe.

Le tabac se consomme de plusieurs manières ; on le fume, on le prise, et quelques amateurs vont jusqu'à le mâcher. Quoiqu'il en soit, son usage ne répond à aucun besoin naturel, c'est plutôt une habitude qui peut entraîner de graves inconvénients.

Ce n'est guère qu'en 1560 que Jean Nicot, ambassadeur de France en Portugal, nous fit ce cadeau d'utilité contestable, dont l'usage ne se vulgarisa que bien plus tard en France. Maintenant nous n'avons pas besoin d'en parler, pipe, cigare, cigarette ou tabatière, on retrouve partout le tabac, sous toutes les formes, au grand détriment de la santé des consommateurs trop convaincus.

L'habitude de fumer continuellement, ou même quatre ou cinq cigares par jour produit des effets qu'on peut appécier facilement de visu. Le teint s'altère, devient blafard et terreux ; on observe au commencement un peu de congestion qui amène un engourdissement passager, une sensation de vague dans les idées ; peu à peu ces phénomènes trop souvent répétés occasionnent des étourdissements, des troubles de la vue. Chez les hommes livrés aux travaux intellectuels le sens artistique s'éteint, le goût du travail se perd, les facultés de l'esprit s'émoussent, effets diamétralement opposés à ceux que déterminent le thé, le café et les alcooliques à faible dose. Le tabac n'est utile que pour les personnes qui se livrent à de rudes travaux manuels, et qui sont exposées au froid , à l'hmidité ou à des émanations miasmatiques, et encore faut-il que son emploi soit modéré.

En somme le tabac affaiblit le corps et l'esprit, jaunit les dents, ulcère la bouche, compromet la digestion, et fait contracter à celui qui en abuse une odeur repoussante qui persiste malgré tous les palliatifs. Pourquoi fume-t-on ? Dans quel but prise-t-on ? on commence par faire comme tout le monde, on continue par habitude, on finit par ne pouvoir s'en passer.

DES CAUSES ANIMÉES DANS LES MALADIES.

Lorsque, il y a peu de temps, les journaux signalèrent la présence des *trichines* dans la viande de porc, tout le monde s'émut et chacun s'étonna de voir qu'un animal pouvait, introduit dans l'organisme, y vivre et se nourrir de la substance même d'un corps vivant. Beaucoup de bruit se fit autour de cette découverte pourtant déjà ancienne, puisqu'elle date de 1833 ; on disserta beaucoup, on s'occupa spécialement de la *trichinose*, qu'on avait l'air de considérer comme sans précédents dans les annales de la médecine ; nous ne reviendrons pas sur ce sujet, pour nous la question est épuisée, et nous croyons que peu à peu, avec les progrès que fait la science du microscope on viendra à donner à un grand nombre de maladies spécifiques et contagieuses, une cause animée. En attendant, contentons-nous des parasites que nous connaissons, le nombre en est assez grand, trop grand même, si l'on en juge par les ravages qu'ils exercent.

Nous nous proposons de dire quelques mots de ces êtres organisés, animaux et végétaux qui vivent aux dépens de l'homme, soit à la surface du corps, soit dans les profondeurs les plus reculées de notre organisme : nous pensons que le sujet ne sera pas sans intérêt pour ceux qui nous honorent de leur attention.

On a divisé les parasites en plusieurs classes, au point de vue scientifique ; mais la division la plus simple, la plus rationnelle est celle qui a pour base leur manière d'agir, et leur habitation : de là les *épizoaires* qui vivent à la surface du corps, et les *entozoaires* qui se reproduisent et se nourrissent dans l'intérieur des organes.

Les *épizoaires* vivent à l'extérieur ou sous l'épiderme : les premiers comme la puce, le pou, la tique, n'ont que peu d'importance en médecine et disparaissent facilement devant les soins de propreté : les seconds tels que l'*acarus* ou *sarcopte* de la gale, le *dragonneau*, les larves, etc., donnent naissance à des maladies sinon graves, du moins douloureuses, et peuvent même en certains cas, produire la mort. Nous ne parlerons que de ces derniers.

La gale, comme on le sait depuis quelques années seulement, est due à la présence d'un insecte, l'*acarus* ; il fouille l'épiderme, y creuse des sillons comme une taupe microscopique et donne naissance à de petits boutons causant une démangeaison qui est passée en proverbe. Rien n'est plus contagieux que cette maladie : pour la développer il suffit d'un seul de ces insectes, tellement la faculté reproductrice est rapide chez les infiniments petits : il s'ensuit naturellement que tout ce qui peut faire mourir l'acarus suffit pour guérir l'affection qu'il a produite.

Dans les régions intertropicales, sur la côte d'Afrique, on trouve le *dragonneau* ou *filaire de Médine*.

Cet animal peut atteindre une longueur de 75 centimètres; sa grosseur est celle d'un fil; il s'introduit le plus souvent au niveau des chevilles, sous la peau, y cause un sentiment de douleur très-vive et quelquefois un abcès; il faut chercher à l'extraire en entier, c'est là le seul remède. On a trouvé des dragonneaux jusque dans le globe de l'œil.

Dans l'Amérique du Sud, au Brésil, on rencontre la *chique*, espèce de puce qui pénètre sous la peau des pieds, sous les orteils, au talon, sous les ongles; en France, nous avons le *rouget* qui est l'analogue de la *chique*. Mais il existe une espèce autrement terrible qui cause souvent la mort au milieu d'atroces souffrances; nous voulons parler des larves d'insectes et surtout de celles de la mouche carnassière. Dans un cas observé par M. Jules Cloquet, ces larves introduites dans le nez et dans la bouche d'un homme endormi, envahirent les yeux, pénétrèrent sous le cuir chevelu et la malheureuse victime succomba après avoir souffert des douleurs épouvantables, dévoré vivant par les vers comme l'aurait été un cadavre !

Les entozoaires sont en nombre infini; on en a trouvé dans presque toutes les parties du corps, depuis la *douve* du foie, jusqu'au *tœnia;* les veines mêmes fournissent leur contingent à cette nomenclature qui compte 30 espèces différentes. Nous n'avons pas la prétention de les citer toutes, nous parlerons seulement des plus connues.

L'*Ascaride* ressemble au ver de terre; il vit dans l'intestin grêle et affecte surtout les enfants, semblable en ceci aux *oxyures* dont le domicile habituel est le gros intestin ; quoique plus petits ces derniers n'en sont pas moins redoutables ; c'est surtout à leur présence qu'on peut attribuer les maladies les plus graves de la première enfance.

Nous ne-faisons que citer le *trichocéphale*, le *cysticerque*, l'*hydatide*, etc., pour arriver au *tœnia*. Ce géant des vers intestinaux atteint quelquefois une longueur de 9 ou 10 mètres : sa forme est celle d'un ruban blanc, gaufré ; on le trouve chez l'homme fait aussi bien que chez la femme et l'enfant : certaines professions semblent y être plus sujettes ; sur deux cent six malades affectés de cet hôte incommode, on a compté un cuisinier, cinquante-deux cuisinières et plusieurs bouchers, ce qui pourrait faire croire qu'il existe à l'état de larve dans la chair des animaux qui servent à notre nourriture. C'est improprement qu'on a appelé le *tœnia,* ver solitaire, puisque on en a trouvé plusieurs chez le même malade, et sa présence n'exclut pas les aures. Il y en a deux espèces : le *tœnia* et le *bothriocéphale ;* on les distingue l'une de l'autre par les crochets que le premier possède et qui manquent au second ; du reste, ce dernier ne se trouve guère qu'en Russie et en Suisse, pays où le premier est très-rare.

Les *entozoaires* végétaux sont moins nombreux, du moins autant qu'on peut en conclure par les connaissances actuelles. On a constaté la présence de l'*oïdium albicans* dans le *muguet* ou mal blanc.

Dernièrement, un docteur raisonnant par analogie, a tenté de guérir le *croup* par l'administration de la fleur de soufre, assimilant ainsi la production des fausses membranes de la gorge à la maladie de la vigne ; le succès a couronné ses efforts, et il a compté presque autant de guérisons que de malades : il serait bon d'employer ce traitement sur une plus grande échelle.

Les végétaux qui vivent en parasites à la surface du corps sont presque tous de la famille des champignons ; d'une ténuité microscopique, ce n'est que par leur agglomération qu'ils arrivent à produire, soit des maladies de peau, soit des affections plus graves et plus terribles.

Nous citerons le *microspore* qui couvre la peau des taches brunâtres et détermine la maladie nommée pytiriasis ; le *trichophyte* qui s'attache aux cheveux et aux poils et produit selon le lieu d'élection, la *teigne*, la mentagre, la plique. Ce champignon croît dans l'intérieur même des cheveux et des poils, s'y développe et envahit les tissus voisins.

Combien de maladies reconnaissent pour causes ces agents animés ; ne pourrait-on pas ranger dans cette catégorie, la gangrène, la pourriture d'hôpital, les fièvres intermittentes, le choléra et la fièvre jaune ?

Que conclure de tout ceci ? l'hygiène seule ne peut suffire à guérir ces maladies quand elles sont développées, mais elle peut en empêcher la production ; au moyen-âge, les peuples ignorants croupissaient dans la fange, au physique et au moral ; aussi que de maux dégoûtants la civilisation a fait disparaître ! que d'affections n'existent plus que de nom, telles que la lèpre et la peste noire !

Que la lumière se fasse, que la science se propage

et progresse, et les causes de nos maladies une fois connues, on pourra les prévenir, en diminuer la gravité, et peut-être les rayer du cadre nosologique.

LES EMPOISONNEMENTS

L'étude des empoisonnements est vaste et difficile, elle est intimement liée à la chimie dont elle dérive directement : nous n'avons pas la prétention d'en parler autant que le comporte un sujet si compliqué, nous allons essayer d'esquisser en quelques lignes, les signes principaux, quels moyens d'investigation nous fournit la science, puis nous finirons par quelques notions générales sur les soins à donner dans les différents cas d'empoisonnements qui peuvent se présenter le plus fréquemment.

Dès l'antiquité la plus reculée, le poison figure dans les annales de l'histoire, et chez certains peuples, à certaines époques on voit son action dénouer par un suicide ou par un assassinat les situations les plus tendues ; depuis Locuste jusqu'à la Brinvilliers, depuis Mithridate jusqu'à César Borgia, qu'il s'appelle *aqua toffana* ou *poudre de succession*, son rôle est des plus importants et sa trace est largement marquée. Encore maintenant chez les peuples les moins favorisés par la civilisation, chez ceux que des passions volcaniques oppriment, le poison est tout puissant : il règne en maître dans l'Inde, en Afrique, en Amérique, aux Antilles, et son emploi atteint dans ces pays toutes les hauteurs d'un art, quoique les ressources de ces peuples soient bornées au règne végétal. Chez nous, ne voyons-nous pas de temps en temps quelques attentats de ce genre dérouler leurs péripéties devant les tribunaux : dans la majorité des cas, le crime et le désespoir ont recours aux substances minérales, telles que l'arsénic, le phosphore, le sublimé corrosif, etc., sauf quelques cas exceptionnels où l'on voit figurer des toxiques végétaux.

Les poisons ont leur vogue momentanée, si l'on peut s'exprimer ainsi ; longtemps l'arsénic a tenu le premier rang dans les fastes judiciaires, mais il a été détrôné par le phosphore, qu'il est plus facile de se procurer sans éveiller les soupçons, mais dont l'emploi est moins discret.

Il ne faut pas croire que l'empoisonnement ne se produise que par l'ingestion de la substance délétère; on peut s'empoisonner par la respiration, par le contact ; ainsi les ouvriers qui manient le plomb, le mercure, le phosphore, sont l'objet d'accidents divers et caractéristiques produits par l'introduction lente, mais continue et progressive des agents morbifiques dans l'organisme. Partant de ce principe il nous sera facile de définir ce que c'est qu'un poison : nous appellerons ainsi, toute substance qui, introduite dans l'économie animale, soit par l'absorption cutanée, soit par la respiration, soit par les voies digestives, agit d'une manière nuisible sur les organes.

Les principaux poisons minéraux dont nous parlerons sont : l'arsénic, le phosphore, le mercure, le cuivre, l'argent, l'antimoine, le plomb et leurs composés, les acides et les alcalis ; ensuite nous nous occuperons des poisons que fournissent le règne végétal et le règne animal.

MINÉRAUX.

On connaît dans le commerce sous le nom d'*arsénic* une combinaison chimique qui n'est autre que l'acide arsénieux ; c'est ordinairement sous la forme d'une poudre blanche, assez lourde qu'il se présente à nous : les symptômes de l'empoisonnement par cette substance varient selon la quantité de poison ingérée : ils peuvent être violents ou affecter une forme lente : dans le premier cas on voit se produire des vomissements ; les douleurs sont très-grandes, la soif vive, des taches rouges se forment sur la peau, la face d'abord pâle devient peu à peu bleuâtre, les extrémités se refroidissent et la mort arrive dans un espace de temps qui varie entre cinq et vingt heures. Dans d'autres circonstances, au contraire, la vie s'éteint sans agonie, dans une espèce de somnolence ; d'autres fois les douleurs persistent pendant cinq ou six jours, mais le résultat est toujours mortel.

Comme nous l'avons dit plus haut, les empoisonnements par l'arsénic ne sont plus aussi fréquents ; dans la période de 1832 à 1840 on comptait 141 cas sur 194, maintenant on en compte à peine trois par an : cette diminution est due à la difficulté de se procurer ce toxique et aux moyens d'investigation auxquels ne peuvent se soustraire les moindres traces, aussi le voyons-nous remplacé par le phosphore, qu'on a sous la main, malgré l'odeur et la saveur insupportables de ce dernier qui rendent son emploi difficile.

Le *phosphore* agit à de faibles doses ; dix à quinze centigrammes suffisent pour provoquer tous les symptômes de l'empoisonnement ; des vapeurs lumineuses dans l'obscurité s'échappent de la bouche et du nez de la victime, une odeur alliacée se répand dans l'air ambiant, les vomissements de matières phosphorescentes rendent le diagnostic facile.

Les ouvriers qui travaillent à la fabrication des allumettes sont sujets à des accidents très-graves ; l'empoisonnement est lent et ne se manifeste guère avant six mois d'exposition à ces vapeurs délétères ; une paralysie progressive s'étend à tous les membres, la langue se meut difficilement, l'intelligence s'obscurcit, les os maxillaires se nécrosent et provoquent de violentes douleurs névralgiques.

Sous l'influence du *mercure* et des sels, dont ce métal est la base, on voit se produire des accidents analogues ; ainsi les doreurs, les étameurs de glaces , les chapeliers , sont sujets à un tremblement, à de la salivation ; il survient un état de langueur de toutes les fonctions, un affaiblissement général, physique et intellectuel qui amène la mort du malade. Quant au contraire, l'absorption du poison (le sublimé corrosif, par exemple) atteint une dose suffisante, on observe un sentiment de brûlure dans l'estomac, une soif très-vive, des vomissements et des déjections brunes ou sanglantes.

On reconnait l'empoisonnement par le *cuivre*, à la saveur désagréable de ses composés ; des coliques violentes, des déjections répétées à de courts intervalles, de couleur verte, des syncopes, une gène croissante de la respiration, tel est le cortége habituel des symptômes.

Le plomb, le zinc et leurs combinaisons, procurent les coliques connues sous le nom de coliques de plomb ou des peintres ; on voit même l'usage continuel des sels de plomb amener la paralysie complète et des accidents épileptiques.

Nous ne parlons ici que pour mémoire de l'argent et de l'antimoine pour passer aux acides et aux alcalis.

Lorsqu'il y a eu ingestion d'acides, les vomissements bouillonnent au contact du pavé et font passer au rouge la teinture de tournesol, l'intérieur de la bouche est noir si l'on a affaire à l'acide sulfurique, rouge si c'est l'acide chlorhydrique, jaune pour l'acide nitrique ; du reste, le contre-poison est le même. Au contraire, si l'on se trouve en présence d'une intoxication alcaline, l'odeur des vomissements est urineuse, la matière vomie est savonneuse et grasse, elle ramène au bleu la teinture de tournesol rougie par les acides et ne bouillonne pas sur le carreau.

En règle générale, quand il y a empoisonnement, la première indication est de faire vomir le malade pour tâcher de reconnaître à quel toxique on a affaire : une fois ce résultat obtenu, il ne s'agit plus que d'appliquer le remède.

Le vrai contre-poison, et voici où la science de la chimie est nécessaire , le vrai contre-poison est celui qui, combiné avec le poison, forme une substance insoluble.

Pour les acides , les alcalins tels que la magnésie , la soude.

Pour les alcalins , les acides végétaux , citron, vinaigre, etc.

Pour les sels d'argent, le sel marin, pour l'antimoine, le tannin.

Le meilleur contre-poison de l'arsenic et du mercure est l'hydrate de peroxyde de fer et de magnésie en gelée ; pour le cuivre, on emploie les blancs d'œufs battus, ou la limaille de fer.

L'empoisonnement par le phosphore se traite par la magnésie et la soude, car le phosphore n'agit que par sa combinaison avec l'oxygène, c'est-à-dire comme acide phosphorique, et, par conséquent, les antidotes des acides doivent lui être appliqués.

Quand l'intoxication est lente et continue, l'éloignement des causes morbifiques, le changement d'air, un régime réconfortant , auront raison des accidents, pourvu qu'on n'ait pas trop attendu.

VÉGÉTAUX.

Quelques familles de plantes, heureusement peu nombreuses, ont le triste privilége de fournir les poisons végétaux ; presque toutes les solanées, le pavot qui produit l'opium, le laurier-cerise, source de l'acide prussique, la noix vomique, la ciguë, le camphre, les champignons, l'ergot de seigle, tels sont les plus employés ; d'autres, tels que : l'upas, le curare, le suc du mancenillier, qui servent aux sauvages pour empoisonner leurs flèches, sont encore peu connus et jusqu'à plus ample informé on ne peut que les citer pour mémoire.

Pendant toute la période ancienne, pendant le moyen-âge, l'emploi de ces agents léthifères est exclusivement répandu ; sur eux seuls repose toute la toxicologie de l'époque. On voit successivement la belladone, la ciguë, la mandragore, la jusquiame faire leur apparition dans l'histoire ; des sorcières de Thrace et d'Afrique, la science de ces poisons se transmet aux sorcières des temps féodaux ; les hippomanes des premières sont identiques aux philtres d'amour des secondes ; le Vieux de la Montagne, à l'aide d'une boisson dont le chanvre indien forme la base, fait éprouver à ses séides des phénomènes d'hallucination qui les fait appeler assassins du mot arabe *haschich*. Mais devant les progrès de la science tous ces végétaux perdent leur cachet légendaire et deviennent justiciables de l'analyse chimique. On reconnait dans leur composition, un principe variable selon la plante, mais identique à lui-même et presque toujours cristallisable.

Pour le médecin, la ciguë, la belladone, l'opium, etc., deviennent des agents thérapeutiques d'un emploi journalier, et les brumes mythologiques s'évanouissent devant la lumière de la libre recherche ; tous les mystères de la Kabbale et de la magie noire s'éclairent et ne sont plus que des billevesées d'un âge encore dans l'enfance. C'est à l'immortelle révolution des idées scientifiques du dix-huitième siècle, aux recherches et aux discussions des encyclopédistes qu'est dû ce nouveau courant, courant fertilisateur qui n'a cessé de marcher depuis et qui, commençant à d'Alembert et à Diderot, a fait naître Voltaire, Lavoisier, Thénard et toute cette génération de chercheurs contemporains qui, fouillant le sol de la science, ont fait croître et fructifier les semences qu'y avaient déposé leurs devanciers.

Grâce aux connaissances de l'art moderne, on a pu classer les végétaux toxiques en trois classes, d'après les symptômes que produit leur emploi.

Le premier groupe se compose des solanées, de la cigue, de la digitale, des champignons, végétaux qui agissent directement sur le système nerveux dont ils dépriment les forces et qui ont reçu, à cause de cela, le nom générique de *stupéfiants*.

Ensuite viennent par ordre de ressemblance les *narcotiques* représentés par l'opium et ses dérivés.

Le troisième est formé d'agents qui ont pour caractère principaux de déterminer une excitation violente des centres nerveux ; ce sont les *névrosthéniques* dans lesquels on voit figurer la noix vomique et ses composés, l'acide prussique, l'aconit, le camphre et l'alcool.

I. Stupéfiants. — Les caractères botaniques de la famille des solanées sont trop connus pour que nous les rappelions ici, du reste nous avons parlé déjà du tabac et ce que nous avons dit de ce végétal peut s'appliquer à la belladone, à la stramoine, à la jusquiame et généralement à toutes les solanées toxiques.

La *ciguë* qu'a illustré la mort de Socrate, est une plante semblable au persil avec lequel on la confond souvent ; on connaît quatre espèces de ciguës, toutes les quatre vénéneuses. La tige atteint selon l'espèce, une hauteur de cinquante centimètres à deux mètres. On l'emploie en médecine pour calmer le système nerveux.

La *digitale* est d'un emploi très-fréquent dans les maladies de cœur, pour rendre le cours du sang moins rapide, et par conséquent diminuer les pulsations de l'organe. Ce végétal croît naturellement dans les montagnes ; il se fait remarquer par son port magnifique ; des fleurs rouge pourpre au nombre de vingt ou trente, de la grosseur du doigt, sont groupées en pyramide sur une tige de un mètre ou un mètre et demi : on le connaît vulgairement sous le nom de doigt Notre-Dame. Son principe actif est la digitaline qu'un procès récent à rendu tristement célèbre.

Les *champignons* forment une nombreuse famille, dont quelques sujets sont comestibles, mais la majorité est d'un emploi dangereux ; on n'a pas encore pu trouver de signes certains pour distinguer les bons des mauvais. La prudence la plus grande doit présider à l'usage de ces cryptogames qui chaque année font parler d'eux d'une manière fâcheuse.

II. NARCOTIQUES. L'*opium* compose à lui seul ce groupe.

On retire l'opium du pavot, en faisant des incisions à la capsule qui contient les graines ; il s'écoule alors une liqueur laiteuse qui brunit à l'air et se concrète.

Il nous arrive de Perse sous forme de pâte noirâtre à odeur vireuse. On obtient un produit analogue avec le pavot qui croît en Europe. Les principes actifs de l'opium sont la morphine, la codeïne, la narcotine, etc.

L'emploi de l'opium est excessivement répandu en médecine ; il forme la base d'un grand nombre de médicaments.

Les effets immédiats de l'empoisonnement sont la pesanteur de tête, l'exaltation des sens, l'augmentation de la chaleur, les nausées, les vomissements, un assoupissement profond, et généralement la mort termine ces phénomènes par l'asphyxie, sept à douze heures après l'ingestion du toxique.

III. NÉVROSTHÉNIQUES. — Les végétaux que compte ce genre sont généralement fournis par la flore exotique, la noix vomique, le camphre, etc., d'autres tels que l'aconit, l'acide prussique sont originaires de nos contrées.

Leur action est toujours très-rapide ; parfois la mort est instantanée et semble rendre inutiles les soins de la médecine. Lorsque la terminaison n'est pas aussi prompte on voit se produire des convulsions tétaniques, des tintements d'oreille, des vertiges, enfin tous les symptômes d'une surexcitation cérébrale très-vive ; quand par hasard l'issue n'est pas mortelle, le système nerveux reste pour longtemps ébranlé.

On se sert en médecine de ces agents dans les cas de paralysie, quand on a besoin de produire une stimulation générale.

La *noix vomique* est le fruit d'un arbre qu'on trouve dans l'Amérique du Sud, le vomiquier. On en extrait plusieurs produits vénéneux, dont les principaux sont la strychine et la brucine, qui agissent à des doses infinitésimales et d'une façon foudroyante.

Le *camphre* est une huile essentielle concrète, tirée par incision ou par sublimation d'une espèce de laurier : nous n'avons pas besoin de parler de l'usage médical de ce produit, tout le monde le connaît, mais ce que tout le monde ne sait pas, c'est qu'il suffit d'une dose faible de camphre pour déterminer tous les symptômes que nous avons décrits plus haut.

L'*aconit* est une plante de nos jardins ; sa fleur est bleu violet, son feuillage d'un vert sombre est découpé comme le céleri.

L'*acide prussique* ou *cyanhydrique* existe dans le noyau de certains fruits : dans les amandes amères, la pêche, la cerise, dans la feuille du laurier-cerise. Il suffit d'une très-petite dose pour tuer instantanément un animal quelconque.

Le *seigle ergoté* peut se ranger dans la classe de ces poisons ; quoiqu'il diffère un peu dans ses effets, il occasionne la gangrène sèche. On le trouve parmi les grains de seigle, après une année humide, sous forme de corne noire ; il est produit par un cryptogame parasite.

On a vu des populations entières succomber aux atteintes de l'ergotisme ; heureusement ces accidents sont devenus excessivement rares.

Nous ne parlons pas de l'*alcool*, qui a déjà fait l'objet d'un article.

Après avoir passé en revue quelques-uns des poisons végétaux les plus connus, nous n'avons plus qu'à dire en deux mots quels sont les remèdes à employer pour combattre les funestes effets de ces redoutables végétaux.

Dans un empoisonnement par les stupéfiants on s'empressera de faire vomir le malade ; des affusions froides seront mises en jeu pour stimuler le système nerveux.

Les contre-poisons des narcotiques seront les mêmes, seulement on y joindra les infusions de café noir fortement chargées. On emploie avec succès la noix de galle pour combattre les effets de la morphine et des autres sels de l'opium.

Au contraire, quand sous l'influence des névrothémiques, le système nerveux est fortement surexcité, on le calmera par l'administration de l'opium et les affusions froides.

Le seigle ergoté produisant dans la majorité des cas un empoisonnement lent, on devra tout d'abord soustraire le malade à l'alimentation vénéneuse et selon les indications, l'hygiène, associée à la médecine, aura raison des accidents que détermine l'ergotisme.

ANIMAUX.

L'homme est le roi des animaux, dit la Genèse, mais il faut avouer que ce roi possède une puissance bien limitée ; non-seulement il est menacé continuellement par les infiniment petits, mais encore vis-à-vis des animaux supérieurs, le péril pour être moins imminent, n'en est pas moins terrible.

Outre les blessures simples que peuvent déterminer les animaux en général, l'homme est encore exposé de la part de certains d'entre eux, à des lésions plus sérieuses qui peuvent être assimilées à un véritable empoisonnement.

Ces lésions sont de trois espèces tout à fait différentes, selon les causes qui les font naître ; ces causes sont les venins, les virus, et l'intoxication septique.

Le venin est produit par une sécrétion naturelle propre à certains animaux, ses effets sont toujours les mêmes, et ne peuvent se transmettre d'un animal mordu ou piqué à un animal sain.

Le virus au contraire est un agent morbide dû au développement d'une maladie chez l'animal, maladie qui peut se transmettre à un autre et faire naître dans son organisme une affection identique qui peut à son tour être transmise d'être malade à être sain.

L'intoxication septique est causée par la décomposition des cadavres d'animaux, et se transmet par la respiration, comme le typhus, la peste, par contact, et par inoculation, comme la piqûre anatomique.

Venins. — Quelques animaux jouissent de la triste propriété de posséder un appareil secrétoire venimeux ; on compte quelques serpents, des arachnides, des insectes ; l'Europe en compte heureusement un nombre assez restreint, mais ces êtres dangereux vivent en assez grande quantité dans les climats plus brûlants.

Chez les individus du genre serpent (vipère, céraste, crotale, naja, trigonocéphale), le venin est contenu dans une espèce de réservoir placé à la mâchoire supérieure, à la base des dents ou crochets ; ces poches sont au nombre de deux ; la pression exercée par les muscles maxillaires, fait écouler ce liquide qui est versé dans la plaie par le canal dont les dents sont pourvues. Emporté par le torrent circulatoire, ce venin produit des effets qui varient avec la quantité ou la saison, l'espèce et le climat ; la taille de l'animal mordu est aussi d'une grande importance.

La morsure de la vipère donne lieu à des accidents assez graves, mais qui ne se terminent pas infailliblement par la mort ; il n'en est pas de même malheureusement à la suite de la morsure des serpents originaires des pays chauds ; quelquefois la mort arrive en huit ou dix minutes (serpent à sonnettes), rarement elle tarde plus de trois à quatre heures.

Les araignées, les scorpions, les mille pattes causent aussi par leurs piqûres de graves désordres ; mais hâtons-nous de dire que dans nos climats, le danger est moins grand.

Pour tous ces accidents, les soins seront les mêmes et ne varieront que du plus au moins, selon l'intensité de la lésion et l'espèce de l'animal.

On liera le membre à un pouce au-dessus de la blessure, pour empêcher le vénin de se répandre dans l'organisme ; la plaie essuyée et lavée sera sucée pendant cinq ou six minutes à plusieurs reprises ; le venin est sans action pris à l'intérieur, car les sucs de la digestion le décomposent presque instantanément : puis enfin on frottera la plaie avec du citron et de l'ammoniaque étendue d'eau. Si besoin est on cautérisera avec le fer rouge. Voilà pour les soins locaux. Les soins généraux se borneront à donner quelques gouttes d'ammoniaque dans une infusion aromatique chaude.

Généralement pour les cas qui se présentent en Europe ces soins suffisent, surtout si l'on ne perd pas de temps.

Virus. — On comprendra que nous ne puissions ici parler de toutes les maladies contagieuses, nous ne ferons que dire quelques mots des affections transmissibles des animaux à l'homme ; la *Rage*, la *Morve*, le *Charbon* ; affections terribles et qui peuvent se développer journellement chez les animaux que leur domesticité met en contact presque continuel avec l'homme.

Chez le chien, le chat et le loup, la rage se déclare spontanément ; chez les autres animaux, elle n'existe que consécutivement à sa transmission. Nous n'avons pas besoin de décrire cette affreuse maladie, les exemples sont assez fréquents ; quant à l'issue, elle est toujours funeste quand la rage est déclarée.

Les exemples de guérison sont malheureusement trop apocryphes pour que la médecine puisse formuler un traitement ; il n'y a donc que les soins préventifs qui soient de quelque utilité. La meilleure garantie est la cautérisation par le fer rouge, ou l'ablation de la partie si la lésion est trop étendue : on ne doit pas perdre un seul instant et ne pas se fier à des remèdes d'une impuissance notoire.

Ce n'est pas acheter trop cher la tranquillité et la guérison au prix d'une brûlure peu grave ; la perspective d'une mort horrible suffit à faire une nécessité de cette douleur momentanée.

Le chien et le chat ne sont pas les seuls animaux domestiques dont le contact soit dangereux ; le cheval, la plus belle conquête de l'homme, selon Buffon, apporte aussi son contingent de maux à cette pauvre espèce humaine, pour laquelle tout est cause morbifique.

Nous lui devons le *farcin* et la *morve*. Ces deux affections sont de même nature, elles ne diffèrent que par la rapidité de leur marche et sont deux expressions d'un même virus.

Cette maladie, qui se développe chez le cheval et l'âne d'une façon spontanée, est presque toujours incurable : elle est caractérisée par une sécrétion abondante de la muqueuse nasale, l'ulcération des cartilages du nez, des abcès multiples et la présence de tubercules dans les poumons ; à mesure que le mal progresse, l'abattement augmente, le délire lui succède, et n'est que l'avant-coureur de la mort qui arrive au milieu d'un assoupissement profond, dans un délai de trois jours à un mois.

Naturellement les personnes les plus sujettes à contracter cette affection sont celles que leur goût ou leur état mettent en contact avec les chevaux ; aussi devra-t-on aux premiers symptômes de maladie chez les animaux, les séquestrer et les faire abattre le plus vite possible, sous peine de voir la contagion atteindre hommes et bêtes.

On connaît sous le nom d'affections charbonneuses, le *charbon* proprement dit, et la *pustule maligne ;* ici encore le virus est le même, la forme seulement est différente.

La pustule maligne est due à l'introduction sous la peau du virus charbonneux ; le plus souvent, des insectes, des mouches servent de moyen de transport ; à la suite du contact des pattes ou des organes, de ces animaux, pattes et organes imprégnés du virus recueilli sur des cadavres de bestiaux, un petit point rouge s'élève sur la peau, puis paraît une vésicule qui crève et donne naissance à une plaie brune, qui s'étend et qu'entourent de nouvelles vésicules ; la fièvre s'empare du malade, et dans la moitié des cas, en quatre ou neuf jours la mort arrive brusquement.

Les soins à donner sont locaux et généraux ; on ouvrira largement la tumeur, puis à plusieurs reprises on cautérisera fortement ; un régime tonique, des boissons aromatiques coupées d'eau-de-vie ou d'ammoniaque, serviront à combattre l'invasion du virus.

Quant au moyen d'empêcher ce fléau de se produire, il est du ressort de l'hygiène publique. On modifiera l'alimentation des bestiaux ; ceux qui auront succombé ou qu'on aura abattus, seront enterrés profondément, de façon à ne pas avoir à redouter leur contact avec les mouches et les insectes.

L'*intoxication septique* se rattache d'assez près aux maladies charbonneuses ; elle reconnaît pour cause l'inoculation ou la respiration des liquides et des gaz produits par la putréfaction des débris animaux : (le choléra dû aux cadavres rejetés par le Gange).

Des soins hygiéniques en faisant disparaître les causes annihileront les effets et mettront fin à ces épidémies terribles qui à époque fixe sévissent parmi nous.

Les chances de salut reposent sur la transformation du globe par le génie Européen. A l'œuvre donc et déclarons la guerre à la barbarie et à l'insalubrité ; il y aura sans doute un grand travail, mais l'homme restera vainqueur des fléaux, la vie triomphera de la mort.

FIN.

TABLE

FIN DE LA TABLE.

BIBLIOTHEQUE NATIONALE DE FRANCE
3 7531 03987657 9

www.ingramcontent.com/pod-product-compliance
Ingram Content Group UK Ltd.
Pitfield, Milton Keynes, MK11 3LW, UK
UKHW012243240726
13966UKWH00004B/1265

9 782011 739636